Alsácia Atanásio-Nhacumbe
Müller Ribeiro-Andrade

Manual sobre os elementos das normas e especificações da cabra de Tete

Alsácia Atanásio-Nhacumbe
Müller Ribeiro-Andrade

Manual sobre os elementos das normas e especificações da cabra de Tete

ScienciaScripts

Imprint
Any brand names and product names mentioned in this book are subject to trademark, brand or patent protection and are trademarks or registered trademarks of their respective holders. The use of brand names, product names, common names, trade names, product descriptions etc. even without a particular marking in this work is in no way to be construed to mean that such names may be regarded as unrestricted in respect of trademark and brand protection legislation and could thus be used by anyone.

Cover image: www.ingimage.com

This book is a translation from the original published under ISBN 978-3-330-33054-2.

Publisher:
Sciencia Scripts
is a trademark of
Dodo Books Indian Ocean Ltd. and OmniScriptum S.R.L publishing group

120 High Road, East Finchley, London, N2 9ED, United Kingdom
Str. Armeneasca 28/1, office 1, Chisinau MD-2012, Republic of Moldova, Europe
Printed at: see last page
ISBN: 978-620-7-93943-5

PREÂMBULO

A produção de pequenos ruminantes é tipicamente uma atividade agrícola familiar de pequena escala, que não requer um investimento significativo em habitação, alimentação e cuidados de saúde, e está difundida em Moçambique, particularmente na região semi-árida do sul da província de Tete. O potencial da carne de caprino indígena para promover o desenvolvimento socioeconómico nos países em desenvolvimento é bem reconhecido e a crescente popularidade da carne de caprino em todo o mundo só irá aumentar este potencial, por um lado. Por outro lado, a qualidade das carcaças, da carne ou dos produtos caprinos é de grande importância num mercado competitivo em que os consumidores tendem a definir a qualidade da carne em termos de critérios como o sabor, a tenrura, a suculência, a cor e a textura. A tenrura e o sabor da carne parecem ser as principais características sensoriais que determinam a qualidade da carne. No entanto, a fim de explorar todo o potencial da carne de cabra de Tete, é necessário criar um sistema de garantia de qualidade ou classificação. Dado que o valor nutritivo e a palatabilidade da carne de cabra são amplamente apreciados, existem normas para a carne e os produtos no quadro da segurança alimentar e regulamentos normalizados, incluindo requisitos microbiológicos e químicos.

Este manual fornece informação básica que pode ser útil no desenvolvimento de normas para produtos de carne de cabra e contém alguns elementos de normas e especificidades para a criação de cabras indígenas Landim, métodos de obtenção de carne e a avaliação e classificação de carcaças para a qualidade da carne de cabra. Se estes elementos forem respeitados, a qualidade da carne de cabra poderá ser melhorada através do cumprimento dos requisitos básicos para o registo do tetegoat como animal protegido. a Denominação de Origem Controlada (DOP), que identifica a qualidade da carne as características desejadas ou exigidas pelos consumidores.

Resumo do conteúdo

I. INTRODUÇÃO

A criação de caprinos é uma atividade económica importante para os pequenos agricultores da província de Tete, no centro-oeste de Moçambique, onde os animais são criados em sistemas de produção tradicionais em pastagens comunitárias. A produção de pequenos ruminantes tem desempenhado um papel fundamental no processo de desenvolvimento económico do país e demonstra uma estreita ligação socioeconómica entre os sectores rural e urbano. Os pequenos ruminantes, em particular as cabras indígenas Landim, estão entre os animais mais criados em Moçambique e podem fornecer carne e leite a curto prazo. A produção de pequenos ruminantes é tipicamente uma atividade de pequenos agricultores no âmbito de uma exploração familiar e, por conseguinte, não requer investimentos significativos em alojamento, alimentação e cuidados de saúde; está generalizada em Moçambique, particularmente na província de Tete.

A raça autóctone Landim é a raça caprina predominante em todo o país. Esta raça é geralmente criada num ambiente semi-árido a seco, no âmbito de um sistema de gestão agro-pastoril. Neste contexto, a produção de cabras Landim é essencial para a população rural desta região do país, nomeadamente para a população de baixos rendimentos. No entanto, as dificuldades de acesso aos mercados para os produtos das explorações familiares ou de pequena dimensão devem-se mais à sua incapacidade de satisfazer as exigências de qualidade e de regularidade de abastecimento. O presente manual apresenta um conjunto de pontos que, se forem seguidos, poderão melhorar a qualidade da carne de caprino, reunindo as condições básicas para o registo do produto como Denominação de Origem Protegida (DOP).

O teor de ferro e de fósforo, o elevado teor de proteínas e o baixo teor de gordura da carne de caprino confirmam a sua elevada qualidade e valor nutritivo. Os animais criados em pastagens espontâneas ou naturais (sistema de produção extensivo) apresentam características diferentes dos animais criados em sistema intensivo (maneio em estábulo) com uma alimentação equilibrada, sendo a raça e a idade de abate idênticas e as raças de caprinos de carne com maior peso ao abate. Nos últimos anos, o interesse pela carne de caprino tem aumentado devido às suas qualidades nutricionais, uma vez que contém menos colesterol, ácidos gordos saturados e calorias do que outras carnes vermelhas, nomeadamente a carne de vaca, de porco e de borrego. As carcaças de caprinos são também menos compactas e têm menos gordura subcutânea do que as carcaças de ovinos.

O potencial significativo para o consumo de carne de caprino devido ao seu alto valor nutricional como uma boa fonte de proteínas e minerais, bem como a sua aceitação e popularidade, pode ser adequadamente explorado pelos pequenos criadores de caprinos na região sul da província de Tete, onde os animais são criados em sistemas extensivos, para a certificação da carne de caprino de Tete com uma denominação de origem protegida. Normas para carcaças e cortes promoveriam a diferenciação de valor e criariam sinais de mercado mais objectivos ao longo da cadeia de transformação. As normas de produtos podem ajudar os produtores, transformadores e retalhistas a tomar decisões informadas de gestão e comercialização.

DENOMINAÇÃO DE ORIGEM

Uma denominação de origem é o nome de uma região, de um local determinado ou, em casos excepcionais, de um país, que serve para designar ou identificar um produto originário dessa região, desse local determinado ou desse país, cuja qualidade ou características se devem essencial ou exclusivamente ao meio geográfico, incluindo os factores naturais e humanos, e cuja produção, transformação e localização geográfica estão na base da sua especificidade.

A denominação de origem é também definida como uma apresentação dos vários aspectos da denominação de origem, incluindo o conceito (o que é, o que pode ser protegido), o procedimento (registos, recusas, modificações), os aspectos jurídicos (código da propriedade industrial, dimensão jurídica), as vantagens da proteção (efeitos do registo). Uma denominação de origem é o nome geográfico de um país, de uma região ou de um local utilizado para designar um produto originário desse país, cuja qualidade e características se devem exclusiva ou essencialmente ao meio geográfico, incluindo os factores naturais e humanos.

A utilização estratégica de uma marca colectiva, de uma denominação de origem ou de uma indicação geográfica para produtos produzidos por sistemas que respeitem o ambiente e valorizem a cultura e as populações locais, bem como a possibilidade de parcerias com alianças comerciais que promovam o desenvolvimento, podem ser utilizadas em benefício dos produtores e de uma determinada região.

SELOS DE INDICAÇÃO GEOGRÁFICA

Entre os direitos de propriedade intelectual, a indicação geográfica (IG) é um meio de promover o desenvolvimento socioeconómico de uma sociedade. As IG são uma forma de propriedade intelectual que confere proteção jurídica aos produtos (como as marcas e as patentes) ligados à propriedade intelectual e legalmente protegidos por diversos acordos internacionais, bem como aos serviços. Desta forma, as IG protegem as regiões e os produtos contra a contrafação e garantem aos consumidores que os produtos consumidos com IG são diferenciados, especiais e exclusivos.

No caso particular da cabra de Tete, a valorização dos produtos locais no contexto da globalização é uma ferramenta estratégica importante para atingir os objectivos principais de conservação dos recursos da região sul da província de Tete, garantindo o bem-estar das populações que vivem e dependem da região. Produtos diferenciados como a carne de cabra, que têm uma identidade territorial, cultural e ambiental, representam uma alternativa de elevado potencial na região semi-árida do sul da província de Tete.

A diferenciação dos produtos deve assentar no estabelecimento de normas que definam e orientem o processo de certificação. As denominações de origem são indicações de proveniência, e os tipos de certificação já existentes em vários países, nomeadamente na Europa, seriam não só instrumentos de valorização destes produtos, mas sobretudo as condições básicas para o seu reconhecimento e proteção. Todos os produtos cujas qualidades ou características se devem exclusiva ou essencialmente ao meio geográfico, incluindo os factores naturais (solo, clima) e/ou humanos (tradição, cultura), beneficiarão de uma denominação de origem. Por outras palavras, deve existir uma relação clara entre o produto, o território e o talento humano, o "saber-fazer".

O nome dos produtos a certificar deve ser o resultado de um processo natural de construção social, envolvendo a identificação com as dimensões geográfica, histórica e cultural da região de origem.

Para ser reconhecido como denominação de origem protegida e poder utilizar o selo da denominação de origem ou indicação de proveniência, o produto deve cumprir uma série de requisitos contidos nas "normas e especificações", incluindo a delimitação territorial, os sistemas de produção e controlo, etc. O cumprimento rigoroso destes requisitos é geralmente controlado por certificadores independentes aprovados pelo Estado.

CERTIFICAÇÃO DA CRIAÇÃO DE CAPRINOS NA REGIÃO SEMI-ÁRIDA DA PROVÍNCIA DE TETE

A certificação da cabra de Tete com uma denominação de origem permitiria ao sector familiar ou às comunidades rurais da região semi-árida do sul da província de Tete oferecer ao mercado um produto de qualidade. No entanto, este produto teria uma "marca" como a "cabra de Tete", que é mais completa, ou um "tipo" como a "cabra de Tete Sul" ou a "cabra de Changara", que está limitada a uma área geográfica mais restrita. Por conseguinte, é necessário definir as características específicas do produto e associá-las a uma ou mais características da área geográfica. O meio geográfico molda e personaliza o produto, tornando a delimitação da área de produção uma condição sine qua non.

O "sabor suculento e doce" atribuído à carne de cabra de Tete deve-se à sua associação com as pastagens naturais da região semi-árida, que incluem *Ziziphus abyssinica* (fruto da macieira nativa), conhecida localmente como *Massanica*, e *Adansonia digitata* (fruto da árvore baobá), conhecida localmente como *Malambe,* das quais as cabras se alimentam principalmente durante a estação seca, a estação mais longa da região, que vai de abril a novembro.

Um conjunto de acções deve ser desenvolvido nos espaços regionais ocupados pelos pequenos agricultores do sector, onde existem potenciais elementos de identidade colectiva e outras vantagens e factores de diferenciação que permitem o desenvolvimento de novas empresas ligadas à criação de valor acrescentado, utilizando a tipicidade local/regional e o património cultural e social específico. A condição sine qua non é, naturalmente, a existência de sistemas de exploração que garantam um nível adequado de alimentação e de higiene, de modo a que a qualidade do produto oferecido e a viabilidade económica das explorações possam ter plena expressão. A caprinicultura poderia, assim, contribuir mais para a estrutura de rendimentos das famílias rurais, assegurar melhores condições de reprodução e acumulação dos seus meios de produção e valorizar mais a cultura e o saber-fazer locais como instrumento eficaz de recuperação da identidade local.

Para tal, os produtores (não existe certificação para particulares) deverão beneficiar de um conjunto de medidas, tais como a estruturação de redes locais de assistência técnica, a criação de uma linha de crédito específica e a remuneração destas actividades. Será necessário implementar de imediato um programa de investigação e desenvolvimento que estabeleça um zonamento de cada área ocupada pela zona delimitada e identifique para este produto as áreas diferenciadas ou potenciais para a obtenção dos rótulos de denominação de origem e indicação de proveniência.

ELEMENTOS DAS NORMAS E ESPECIFICAÇÕES PARA CABRAS

GESTÃO SISTEMÁTICA DOS CAPRINOS

A classificação científica dos caprinos

Reino : Mundo animal
Tribo: Chordata
Classe: Mamíferos
Ordem: Biongulados (Artiodactyla)
Família: Bovidae
Subfamília: Caprinae
Género: *Capra*
Espécie: *Capra aegagrus*
Subespécie: *Capra aegagrus* e *Capra hircus*
Nome trinomial: *Capra aegagrus hircus*, Lineu, 1758

Os cabritos são animais pertencentes à espécie *Capra aegagrus* ou *Capra hircus*. Os cachorros são vulgarmente conhecidos por "cabritos". Nascem das fêmeas com cerca de 150 dias de idade e têm uma esperança de vida de vinte anos.

1.1 Classes de idade gerais para caprinos

1. Bovinos jovens ou crianças - com menos de 4 meses
2. Carneiro ou cabrito mais velho - com pelo menos 4 meses mas menos de 7 meses

3. Veado ou cabrito do ano - com pelo menos 7 meses, mas com menos de 12 meses
4. Veados ou carneiros mais velhos - com pelo menos 12 meses mas menos de 24 meses de idade
5. Ordenhadores de um ano - com menos de 2 anos e em lactação
6. ordenhador júnior - pelo menos 2 anos de idade, mas menos de 3 anos de idade
7. Leiteiras maduras - com pelo menos 3 anos de idade, mas menos de 4 anos
8. Ordenhadores mais velhos - 5 anos ou mais
9. Bovinos de idade (não leiteiros) - mais de 2 anos

NOME DO PRODUTO PARA CABEÇA DE CABRA

TETE GOAT e TETE GOAT MEAT

2. DESIGNAÇÃO DO PRODUTO

A produção de carne, e a carne de caprino em particular, tem de satisfazer as crescentes exigências do mercado e os produtores têm de se adaptar às mudanças do produto. A carcaça é uma medida da produtividade do sistema e o objetivo final dos sistemas de produção de carne, sendo a qualidade um aspeto fundamental do valor económico.

A carne de cabra de Tete, proveniente de animais da raça Landim, caracteriza-se pelas suas qualidades organolépticas - palatabilidade, tenrura e suculência.

Os animais destinados ao abate pelo método de punção são alimentados com água durante 24 horas antes de serem abatidos no matadouro. Após o abate, os animais são sangrados, esfolados e eviscerados, sendo as carcaças pesadas à temperatura ambiente durante 5 a 6 horas antes de serem colocadas numa câmara frigorífica a 0°C - 2°C durante 24 horas, ou seja, antes de as carcaças serem lentamente arrefecidas a 0°C - 2°C durante 24 horas, de modo a que a massa muscular interna atinja uma temperatura de 7°C antes de as peças serem embaladas.

2.1 Classificação/categorias e tipos de carne de caprino Tete

Carcaças, quartos (dianteiros ou traseiros), embaladas em vácuo ou refrigeradas, ou peças controladas refrigeradas, obtidas de animais da raça autóctone "Landim", de acordo com a identificação das raças autóctones de caprinos de Tete, nas seguintes condições

A) Peso

I. Carne de cabrito - Carcaças ou partes de animais abatidos com um peso até 10 kg.

II. Carne de cabras jovens - Carcaças ou partes de animais abatidos com peso entre 10 kg e 20 kg.

III. Carne de caprino usada -Cadáveres ou partes de animais abatidos com um peso superior a 20 kg.

Noutros locais, foram utilizadas outras classificações ou categorias, baseadas na idade e no peso. Existem três tipos de carne de cabra produzidos e consumidos nas regiões tropicais:

IV. Carne de cabrito: consumida na América Latina e/ou nas Índias Ocidentais; os animais são geralmente abatidos com 8 a 12 semanas de idade e pesam entre 6 e 8 kg;

V.. Carne jovem: é a idade mais importante para a produção de carne. Os animais têm entre 1 e 2 anos de idade e pesam entre 12,9 e 24,7 kg (machos) e entre 11,2 e 19,7 kg (fêmeas); são abatidos em certas regiões de África, do Médio Oriente e do Sudeste Asiático;

VI. . Carne de animais mais velhos : Animais que já ultrapassaram o seu pico de produção, com idades entre 2 e 6 anos e pesando entre 20 e 30 kg; podem ser animais criados para a produção de carne, leite ou couro. A carne é mais dura e menos aceitável e é consumida principalmente nos países africanos.

No comércio, a carne de caprino de Tete deve ser apresentada sob a forma de carcaças inteiras, meias-carcaças, quartos ou pedaços de qualquer tipo, refrigerados ou congelados, sendo obrigatório o

acondicionamento, com exceção das carcaças inteiras e meias-carcaças, e
rotulado.

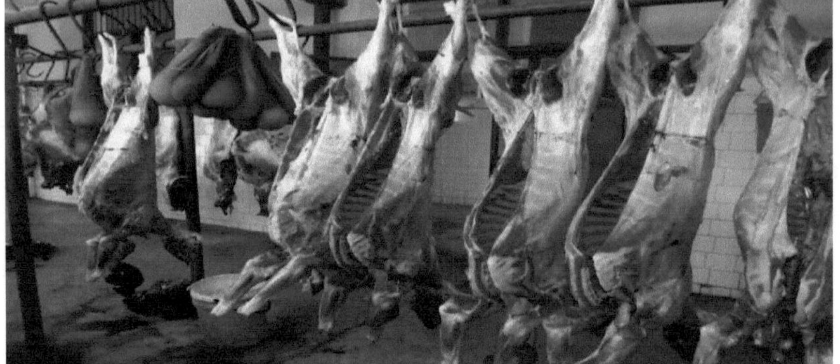

Figura 1: Carcaças de cabras abatidas no matadouro da cidade de Tete e examinadas pelo veterinário.

B) Deve ser firme, não sangrar e ser de cor branca a amarela.

C) Cor da carne

Pode variar entre o vermelho claro e o vermelho escuro.

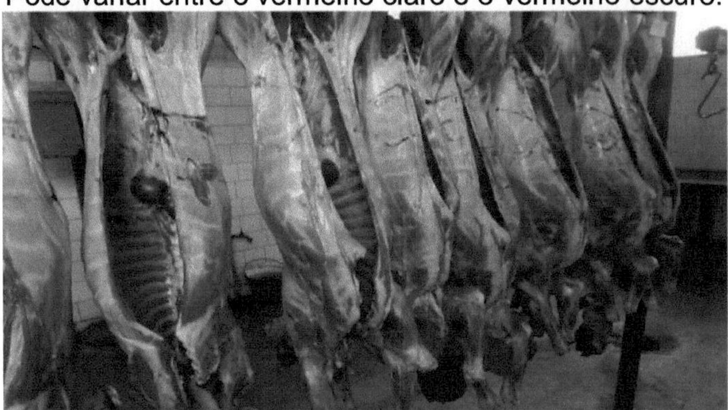

Figura 2: Carcaças de cabras abatidas no matadouro municipal da cidade de Tete, mostrando a cor caraterística da carne de cabra.

D) pH da carne 24 horas após o abate Deve situar-se entre cerca de 6,00 e 6,20.

E) Estacas

Os cortes de carne de caprino variam de acordo com as necessidades dos utilizadores finais - consumidores, talhos ou supermercados - e podem também ser divididos nas seguintes classes

- Costeletas ;
- Net ;
- Bife ;
- Ensopado

As outras peças de maior valor comercial das carcaças de caprinos são o pernil, a paleta e o lombo.

2.2 Características da carcaça e da carne de caprinos

A cabra, com a sua capacidade de adaptação climática e nutricional, fornece uma carne geralmente aceitável e é, portanto, uma fonte de alimentos proteicos cujo potencial está ainda por explorar. A qualidade nutricional da carne de cabra é uma vantagem, pois contém menos gordura entre os músculos, ou mesmo uma cobertura, menos colesterol e menos calorias do que outras carnes. Para além da sua tenrura e suculência, a introdução de um sistema ecológico de produção de caprinos confere a esta carne novas qualidades ligadas à forma como estes animais são criados em relação às pastagens naturais, à utilização de cortes de carne específicos e normalizados e a controlos higiénico-sanitários rigorosos durante a produção, a transformação e a distribuição.

Sendo um animal de pequeno porte, a carcaça da cabra é pequena, magra e pouco compacta, mas tem-se observado que aumenta de tamanho e de compacidade à medida que ganha peso. Em comparação com outros animais domésticos, os caprinos têm geralmente uma baixa produção de carcaça, mas um elevado teor de carne e um baixo teor de gordura. O rendimento de carcaça dos caprinos em relação à carne/músculo situa-se geralmente entre 45 e 52% do peso do animal vivo, podendo atingir valores de 66 a 68%. Estes rendimentos podem ser explicados pelo facto de a gordura só se desenvolver muito tardiamente na carcaça caprina e só atingir um nível significativo a partir de um peso igual ou superior a 40 kg. A carne de caprino é tipicamente pobre em gordura. Por conseguinte, é possível estudar este fator em regiões onde a população se esforça por reduzir o consumo de gordura na sua alimentação.

2.2.1 Características nutricionais

Para a determinação das características nutricionais, foram colhidas duas amostras, uma da carne de um caprino macho, carcaça de 9 kg, e outra da carne de um macho jovem, carcaça de 16 kg, após o abate, sangria, evisceração, pesagem e inspeção das carcaças no matadouro municipal da cidade de Tete. Os quartos traseiros e dianteiros dos animais foram recolhidos, armazenados em gelo num Coleman e transportados para a cidade de Maputo, onde foram entregues ao Laboratório Nacional de Higiene Alimentar e da Água (LNHAA) do Ministério da Saúde (MISAU), laboratório de referência em Moçambique, para análise dos valores nutricionais da carne de cabrito de Tete. O quadro 1 apresenta os resultados das análises laboratoriais da composição química da carne de cabra de Tete.

Quadro 1: Composição química da carne de cabra de Tete.

Composição	Carne de cabrito	Goreta/criança
Humidade do ar (% w/w)	65.14	68.69
Cinzas (% m/m)	3.54	4.17
Proteína (% p/p N x 6,25)	73.44	46.51
Teor de gordura (% p/p)	8.58	5.00

Ferro (mg/100g)	6.33	16.29
Fósforo (% w / w)	0.59	0.60
Sódio (mg/100g)	90.66	95.01
Hidratos de carbono (% m/m)	14.44	44.32
Energia (Kcal/100g)	425.13	397.24
Cálcio (% m/m)	N.D.	N.D.

N.B. - Não determinado; % p/p = g/100g

Eis alguns exemplos da caraterização/composição química da carne de cabrito moxoto e de cruzamentos Pardo Alpina x Moxoto de animais com uma idade média de 72 dias no Brasil:

Humidade (% w/w) - 77,80 a 80,25

Cinzas (% m/m) - 1,29 a 2,03

Proteína (% m/m) - 15,90 a 19,08

Gordura (% m/m) - 1,12 a 1,21

Ferro (mg/100g) - 0,26 a 0,48

Fósforo (mg/100g) - 156,97 a 196,25

Cálcio (mg/100g) - 5,62 a 8,21

Magnésio (mg/100g) - 16,25 a 23,72

Sódio (mg/100g) - 59,20 a 78,79

Potássio (mg/100g) - 259,69 a 292,29

Algumas das composições químicas e físico-químicas da carne de caprino, estabelecidas por vários autores, são apresentadas no quadro 2.

Tabela 2: Composição química e físico-química média da carne de caprino segundo vários autores, citados por Madruga et al. (2008).

Características principais	Arruda (1999)	Madruga *et al* (1998)	Beserra *et al.* (2000)	Arruda *et al* (2002)
Humidade do ar (g/100g)	74.42	76.70	75.00	74.40
Cinzas (g/100g)	0.90	0.92	1.02	0.93
Proteína (g/100g)	19.38	21.08	21.14	19.48
Gordura (g/100g)	5.32	2.51	4.91	3.21
Valor do pH	6.20	6.17	6.00	6.06

Ferro (mg/100g)	2.29	2.35	1.52	-
Fósforo (mg/100g)	157.93	175.51	155.60	-
Cálcio (mg/100g)	3.62	3.87	6.60	-

* Valores expressos em base húmida

A idade de abate teve uma influência significativa nos teores de humidade, proteína, cálcio e ferro, bem como nas características sensoriais estudadas, tendo-se verificado que os teores de proteína e ferro aumentaram com a idade de abate. A composição química da carne de cabrito apresentou pouca variabilidade entre os diferentes grupos genéticos, mas estes comportaram-se de forma diferente no que respeita à acumulação de minerais (Ca, P, Mg, Na, K e Fe) no tecido muscular. Os valores apresentados no quadro, com exceção do ferro e da gordura, são semelhantes em animais de diferentes raças provenientes de diferentes continentes.

A análise da composição química de duas amostras de carne de cabra de Tete revelou que a humidade, as cinzas, o ferro, o sódio e os hidratos de carbono aumentam com a idade de abate, enquanto que as proteínas e a gordura diminuem. Estes resultados indicam a boa qualidade nutricional da carne de cabra de Tete, uma vez que se encontram dentro dos padrões aceitáveis.

2.2.2 Características organolépticas

A análise das características organolépticas efectuada pelo Laboratório Nacional de Higiene Alimentar e da Água (LNHAA) do Ministério da Saúde de Moçambique (MISAU) revelou que as duas amostras de carne de cabra de Tete, uma de cabra de refugo (9 kg de peso de carcaça) e a outra de cabra jovem (16 kg de peso de carcaça), apresentavam consistência e conteúdo normais e eram tenras.

2.2.3 Características microbiológicas

A análise das características microbiológicas, também efectuada pelo laboratório nacional de higiene alimentar e da água do MISAU, revelou que as duas amostras de carne de cabra de Tete não estavam contaminadas com *Salmonella* spp, indicando que a carne está limpa e autorizada para consumo humano.

2.3 Aceitação da carne de caprino - aspectos sensoriais do sabor, textura e cheiro

São vários os factores que influenciam o sabor e o aroma da carne de cabra, mas as informações recolhidas até agora são insuficientes para compreender melhor o sabor deste produto.

Ao utilizar painéis sensoriais para analisar a carne de caprino, uma das observações mais consistentes foi a ausência de sabor, frequentemente associada a uma falta de tenrura e suculência, dando uma impressão geralmente desfavorável do produto. Os relatórios indicam que a carne de caprinos de animais jovens era mais suculenta do que a de animais velhos. Além disso, a carne de caprinos jovens foi preferida nos painéis sensoriais porque era tenra e suculenta e tinha um melhor sabor (aroma e sabor).

Os dados sobre o rendimento da carcaça e a caraterização físico-química e sensorial da carne de caprino estão bem documentados, mas falta informação técnica e científica sobre a análise instrumental das características aromáticas dos caprinos.

No caso da carne de cabra de Tete, os criadores de cabras, os consumidores de carne de cabra e outras partes interessadas referiram que a carne de cabra de Tete é tenra, suculenta e algo "doce", sendo muito popular e apreciada pelo seu sabor. Pensa-se que este facto esteja relacionado com as pastagens naturais, constituídas principalmente por erva macia, que predominam nas regiões semi-áridas do sul da província de Tete, ou com os frutos e folhas locais de *Adansonia digitata* e *Ziziphus abyssinica, que são* os mais consumidos nestas áreas. A elevada qualidade da carne da cabra de Tete está, pois, intimamente ligada à sua alimentação variada e totalmente natural. Para reforçar a sua aceitação e popularidade, será provavelmente necessário que a carne da cabra de Tete seja analisada por especialistas em análise sensorial.

3. MATÉRIAS-PRIMAS AUTORIZADAS PARA A ALIMENTAÇÃO ANIMAL

- Pastagens naturais espontâneas
- Subprodutos agrícolas (palha, restolho)
- Folhas e frutos de baobá, *Adansonia digitata* e *Ziziphus abyssinica*

Se necessário, as cabras podem ser alimentadas com minerais apenas durante a estação seca.

Nota: são proibidos todos os produtos e subprodutos não indicados.

4. LIMITES E CARACTERÍSTICAS DA ÁREA GEOGRÁFICA

4.1 Localização geográfica da província de Tete

Localizada na região centro de Moçambique, a província de Tete situa-se no extremo noroeste do país e faz fronteira com três (3) países, nomeadamente a República do Malawi (610 km), a República da Zâmbia (420 km) e a República do Zimbabwe (450 km), numa extensão total de 1.480 km. A Zâmbia e o Malawi a norte, o Malawi a leste, a Zâmbia e o Zimbabué a oeste e a sul com o Zimbabué e três províncias moçambicanas, Zambézia a leste, Manica e Sofala a sul, e entre as coordenadas 14°00'S e 17°42'01 "S, latitude e 30°13' E e 35° 20'07 "E, longitude.

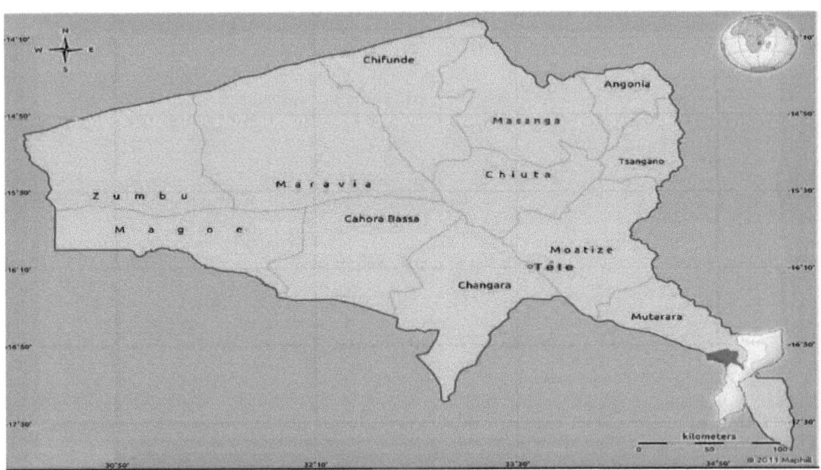

Figura 3: Mapa da província de Tete mostrando os distritos onde as cabras Landim estão presentes na parte sul da província.

4.2 Situação astronómica na província de Tete

Norte - Latitude 14° 00' S.

Este - Longitude 35° 20' 07" E.

Oeste - Longitude 30° 13' 00" W.

Sul - Latitude 17° 42' 01" S.

4.3 Departamento de Superfície e Administração

[222]A sua superfície total é de 100.742 km, dos quais 98.230 km são de terra firme e 2.494 km de águas interiores. [rd]É a terceira maior província do país, depois do Niassa e da Zambézia.

A capital da província, a cidade de Tete, é composta por 13 distritos, dos quais a cidade de Tete é um deles: Na região norte do rio Zambeze: Angónia, Moatize, Mutarara, Tsangano, Zumbu, Chifunde, Chiuta, Macanga, Marávia, e na região sul do rio Zambeze: Cahora-Bassa, Changara, Magoe e Tete-ville. Tem 34 postos administrativos, 124 localidades e 03 comunas (aldeias de Tete-ville, Moatize e Ulongue).

Os distritos de Macanga, Tsangano e Angónia situam-se a mais de 1.000 metros de altitude, Changara e Magoe a menos de 200 metros e os outros distritos entre 200 e 1.000 metros.

O ponto mais alto é o Monte Domue (2.093 m) no distrito de Angónia, onde a precipitação varia entre 400 e 1.000 mm.

No clima tropical seco da região sul da província de Tete, a precipitação varia entre 600 e 800 mm.

No norte e em certas partes dos distritos de Zumbu e Chiuta, com o seu clima tropical de altitude, a precipitação varia entre 800 e 1.000 mm e ultrapassa os 1.000 mm nos distritos de Macanga, Angónia e Tsangano, bem como no norte da Marávia.

Na rota oeste-leste, de Chiuta a Moatize, o clima é tropical e húmido.

4.4 Clima, geografia e flora

4.4.1 Clima

Existem três tipos de clima na província de Tete:

4.4.1.2 O clima tropical seco

Ocupa uma estreita faixa à esquerda do Zambeze e toda a região à direita, com exceção de uma estreita faixa no distrito de Mutarara, onde prevalece um clima tropical húmido, com uma temperatura média anual máxima de 32°C e uma precipitação máxima de 180 mm.

4.4.1.3 O clima tropical húmido

Trata-se de uma longa faixa que corre de leste a oeste no norte de Tete.

4.4.1.4 Clima modificado pela altitude

Do rio Aruangua (Zumbu) ao distrito de Tsangano situa-se o planalto de Maravia-Angonia, com temperaturas médias máximas anuais de cerca de 26°C e precipitação média máxima de cerca de 360 mm.

A temperatura média mensal durante os meses mais quentes: outubro, novembro, dezembro, janeiro e fevereiro é de 28 a 29°C e durante os meses mais frios, junho e julho, é de 22°C.

4.4.2 Geografia

A topografia de Tete divide-se em duas partes bem distintas: a parte norte da província, que forma o planalto da Marávia-Angónia, e a sul, a planície do vale do Zambeze, que apresenta algumas formações montanhosas cujas altitudes são menos preciosas. No norte, onde se encontram os pontos mais altos, estão as montanhas Domue e

Chirobue, que se elevam a 2.096 e 2.021 metros, respetivamente.

4.4.3 Flora

No norte da província, predominam a floresta aberta de Miombo, a savana arbórea e arbustiva e a savana herbácea e arbórea.
As principais florestas da província são: Chanfuta, Umbila, Miombo, Mopane, Pau preto, Ntumbue, Mbana, Micaiah e Ntondo. As florestas de Mopane e Micaiah são utilizadas para fins energéticos.

4.5 Precipitação

A zona norte inclui os distritos de Angónia, Macanga, Marávia, Zumbu e Chifunde, com uma pluviosidade que varia entre 800 e 1.200 mm, e é a zona mais produtiva e densamente povoada do ponto de vista agrícola.

A zona sul inclui os distritos de Changara, Magoe, Cahora-Bassa, Moatize, Mutarara, Chiuta e Tete-ville, com uma precipitação anual de cerca de 600 mm, e é a mais pobre em termos de agricultura em comparação com a zona norte, uma vez que não produz o suficiente para o seu próprio consumo.

4.6 Tipos de solo

A província tem os seguintes tipos de solos:
Solos argilosos avermelhados com uma camada superficial ligeira, profundidade variável, fertilidade baixa a média, susceptíveis de erosão, sobretudo no norte da província e numa pequena área no sul.
Nos distritos do norte, ao longo do vale do Zambeze, existem manchas de solo fino, pouco profundo e rochoso, impróprio para a agricultura.

A norte, existem algumas zonas com solos areno-argilosos franceses, férteis e acastanhados, propícios à agricultura.

No sul, predominam os solos sulfurosos, cascalhentos e arenosos, de fertilidade média a baixa, em zonas pouco povoadas; existem algumas manchas de solos muito pesados, cinzentos e negros, mal drenados e difíceis de trabalhar; e solos fluviais mal drenados. Nesta região semi-árida, a criação de gado bovino e caprino é praticada devido à pobreza dos solos e, devido às condições climáticas desfavoráveis para a agricultura, são cultivadas culturas resistentes à seca, como o sorgo, o painço e o trigo.

Em termos de vegetação, predominam nesta região o baobá, a *Adansonia digitata* (Mulambe) e o *Ziziphus abyssinica, a* macieira nativa (Massaniqueira) na designação local e *a Acacia spp.* (Micaiah), resistentes ao clima quente e seco.

4.7 Área geográfica da cabra de Tete (denominação de origem)

A raça indígena Landim é a raça predominante em todo o país e é geralmente criada num ambiente semi-árido a seco como parte de um sistema de gestão agro-pastoril. As cabras Landim são criadas em pequenas explorações rurais familiares ou comunitárias, localizadas principalmente na região sul da província de Tete e em algumas regiões vizinhas, onde prevalecem as mesmas condições edafoclimáticas (ver mapa e lista de distritos na Figura 3 deste livro).

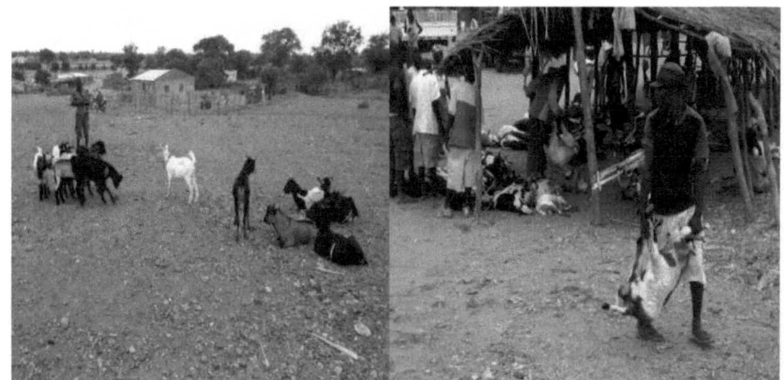

Figura 4: As cabras Landim locais são vendidas num mercado local em Marara, distrito de Changara (esquerda) e num mercado informal na cidade de Tete (direita), província de Tete.

As condições agro-climáticas são nitidamente áridas e semi-áridas, com Verões muito quentes e chuvosos, durante os quais as temperaturas máximas médias mensais podem atingir 35,1°C em dezembro, sendo as temperaturas mais baixas de 22,7°C em julho, e Invernos frescos e secos, com temperaturas mínimas médias mensais que variam entre 6,4 em julho e 29,8 em janeiro. A precipitação total mensal varia entre zero, de julho a outubro, e 269,5 mm em janeiro, com uma precipitação total anual de cerca de 600 mm e uma humidade relativa que varia mensalmente entre 46% em agosto e 86% em fevereiro.

Em Angónia, por exemplo, uma região de clima tropical húmido situada a norte da província de Tete, os verões são amenos e chuvosos, com temperaturas máximas médias mensais até 30°C em janeiro, sendo as temperaturas mais baixas de cerca de 21,3 em junho/julho, e os invernos são frios e secos, com temperaturas mínimas médias mensais que variam entre 7,2 em junho/julho e 17,6 de novembro a janeiro. A precipitação total mensal varia de 0 em junho a 381,3 mm em janeiro/fevereiro, com uma precipitação total anual de cerca de 930,9 mm, e a humidade relativa média mensal varia de 48% em setembro a

89% em fevereiro/março.

A vegetação natural espontânea ou pastagens são principalmente comunidades xerófilas que incluem *Combretum spp.*, *Colophospermum mopane*, *Adansonia digitata*, *Heteropogon contortus*, *Aristida spp.* e *Acacia spp.* Outros componentes são *Ficus spp.*, *Cardiogyne africana*, *Pterocarpus brenanii*, *Bauhinia fassoglensis* e *Ziziphus abyssinica.* Os frutos e as folhas de *Adansonia digitata* e *Ziziphus abyssinica*, bem como os arbustos *de Acacia spp.* são frequentemente consumidos por cabras e gado, especialmente durante a estação seca.

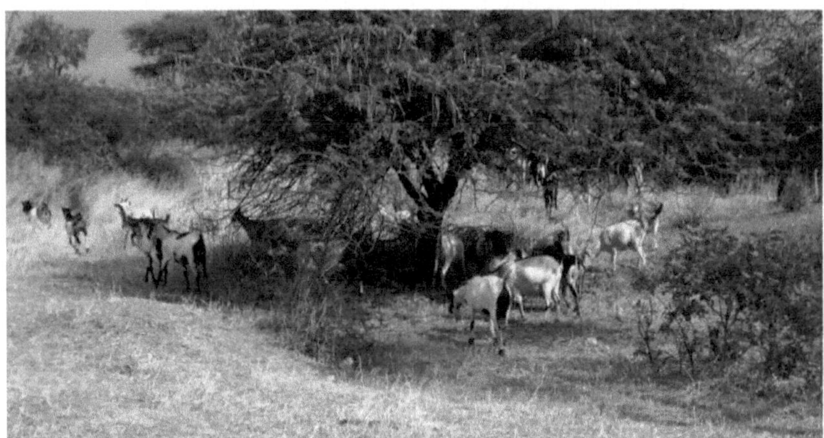

Figura 5: Cabras Landim em pasto natural durante a estação seca no distrito de Cahora Bassa, província de Tete (fim de abril), (ver feno em pé e arbusto verde *de Acacia spp.*), e em bom estado físico.

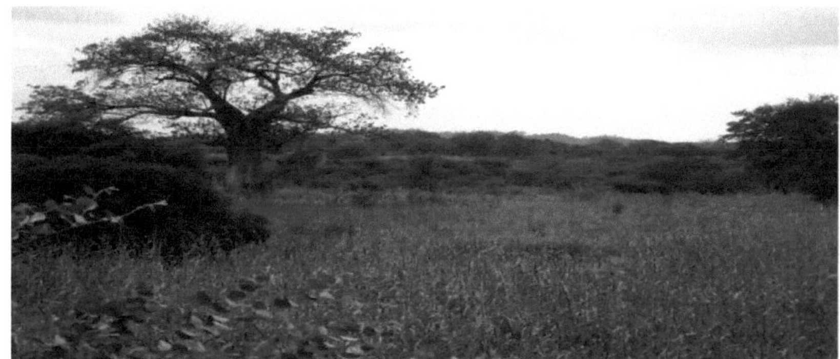

Figura 6: Uma área em Marara, distrito de Changara, onde cresce *Adansonia digitata* (baobá), sendo as suas folhas e frutos o principal alimento das cabras criadas extensivamente durante a estação seca nas zonas secas e semi-áridas da região sul da província de Tete.

Note-se que a área geográfica é delimitada a oeste pela fronteira com a Zâmbia e o Zimbabué, a norte pelos distritos de Tsangano, Maravia e Zumbu e a leste pelo Malawi e pela Zambézia.

Nesta região, as condições edafoclimáticas em que os caprinos locais são criados pelos pequenos proprietários, bem como os sistemas de alimentação e de criação, diferem dos do interior e do norte da província de Tete, onde predomina o clima tropical húmido ou o clima modificado pela altitude, o que resulta numa diferenciação natural dos produtos.

Consequentemente, e tendo em conta i) a distribuição da região seca e semi-seca, ii) a distribuição geográfica da cabra de Tete-Landim, iii) a situação dos pequenos proprietários que podem assim praticar o sistema de criação e manutenção exigido (sistema extensivo), iv) o saber-fazer da população combinado com os métodos locais, (v) os requisitos legais para o abate, desmancha e obtenção de carcaças, peças e preparados de carne de caprino em geral, vi) os requisitos gerais de controlo e rastreabilidade dos caprinos em geral, vii) a necessidade absoluta de provar a origem geográfica e animal de cada peça ou embalagem viii) a necessidade de fornecer ao consumidor um produto autêntico e fiável, mesmo que seja preparado de forma a satisfazer as exigências modernas de consumo e distribuição, a área geográfica de nascimento e criação dos animais, o abate a área geográfica de nascimento e criação dos animais, o abate, os quartos, porções e fatias destinadas à obtenção de peças de tamanhos variados, incluindo o corte fino, a produção de certas partes de carne picada e de produtos preparados e o acondicionamento de carne picada e de produtos preparados, está naturalmente limitada a todos os distritos da província de Tete que se situam na região onde a Dry Tropical

As condições climáticas são áridas e semi-áridas. Por este motivo, a zona de produção caprina de Tete inclui os seguintes distritos, situados na região sul da província de Tete: Tete, Moatize, Chiuta, Changara, Cahora Bassa e Magoe.

Se, por razões de ordem material, não existirem na área a seguir definida instalações de preparação/congelação que satisfaçam plenamente os elevados requisitos de higiene e qualidade do grupo de gestão da marca DOP, a preparação pode ser efectuada fora da área geográfica, desde que :

1. As peças saem da área geográfica correcta e uniformemente marcadas e etiquetadas com os documentos de acompanhamento disponibilizados em conformidade com a legislação geral e o sistema de controlo aplicável;

2. A carne é transportada em veículos que mantêm a cadeia de frio às temperaturas previstas na lei e a uma distância máxima de 500 km, para garantir não só a boa qualidade da carne, mas também o seu controlo;

3. A estrutura da preparação garante condições espaciais e temporais adaptadas à conservação dos artigos, sem risco de contacto, mistura ou confusão com outros produtos;

4. Todo o processo de reprocessamento é controlado pessoalmente por um técnico de inspeção da autoridade veterinária provincial, que acompanha pessoalmente todas as operações, incluindo a embalagem original de cada peça, as operações de reprocessamento e reembalagem e a aposição de novas marcas de certificação; e

Todo o processo é devidamente registado, o que permite rastrear todo o processo e garantir a origem e as quantidades de carne de marca.

5. GARANTIA DA ORIGEM GEOGRÁFICA DO PRODUTO

Todos os criadores de caprinos do sector familiar estão situados na área geográfica referida no ponto 5.7. O sistema de registo dos animais e de transporte dos caprinos pelos serviços económicos dos distritos da área delimitada e pelos serviços pecuários provinciais, bem como o sistema de controlo instaurado, garantem que a carne provém unicamente de animais criados na área geográfica em causa.

Todos os agricultores e matadouros se comprometem por escrito a abater apenas animais da área geográfica delimitada.

Os próprios produtores devem criar um sistema de controlo que garanta a rastreabilidade total, desde cada animal até cada peça ou embalagem das preparações. Este sistema baseia-se nos seguintes elementos

A) Explorações situadas na zona delimitada e sujeitas a controlos pelas autoridades veterinárias, nomeadamente no que respeita à identificação dos animais através de marcas auriculares, ao registo dos animais e ao controlo do seu transporte da região de origem para o local de venda ou de abate.

B) Controlar a circulação de animais entre estabelecimentos aprovados e os respectivos registos de entrada e saída;

C) O abate é efectuado exclusivamente em matadouros aprovados, na presença do TPO ou do seu delegado. Os brincos são retirados das carcaças e descarregados num formulário impresso pelo operador;

D) As carcaças são imediatamente identificáveis. Por conseguinte, é possível estabelecer uma relação entre este número de identificação e a marca do brinco de cada cabra;

E) O número de cada carcaça é registado à chegada à unidade de transformação, que é devidamente aprovada e controlada pelo OPC.

F) As meias-carcaças e os quartos são corretamente identificados, de modo a que cada parte possa ser rastreada até ao animal de que provém e à exploração onde foi criado e/ou nasceu, ou à região de onde é originário.

G) Os cortes e as fatias só são transformados em instalações aprovadas e controladas. Em cada unidade de venda que contenha tanto fatias como peças, para além da rotulagem obrigatória, é aposta em cada meia-carcaça ou sala de abate uma marca de certificação numerada com correspondência registada. Este facto permite rastrear cada peça até ao animal de que provém e à exploração onde foi criado e/ou nasceu, ou à região de onde é originário.

H) A carne picada e as peças de carne preparadas são produzidas em unidades aprovadas e controladas. Todas estas operações são registadas em fichas de propriedade que permitem a rastreabilidade completa do processo e o controlo total das quantidades produzidas, picadas ou preparadas, sempre embaladas em unidades de venda com a marca de certificação.

6. DESCRIÇÃO DO MÉTODO UTILIZADO PARA A OBTENÇÃO DO PRODUTO

A carne é obtida a partir de cabras Landim provenientes de pequenos agricultores familiares ou criadores da região sul da província de Tete, que devem satisfazer os seguintes requisitos

A) Identificação dos animais

Os animais devem ser identificados com a marca auricular oficial e o registo individual deve ser devidamente atualizado.

B) Assistência sanitária e veterinária

Os efectivos dos produtores devem ser desinfectados pelos serviços pecuários da zona de exploração ou, na sua falta, pelos agentes pecuários dos serviços distritais de actividades económicas. Os animais doentes só podem ser tratados pelo veterinário assistente da exploração. O veterinário assistente deve registar o incidente e o tratamento prescrito no registo de medicação.

C) Sistema de produção

Os caprinos devem ser criados em sistema extensivo, de acordo com as práticas tradicionais da região, alimentando-se de vegetação natural espontânea, feno em pé, colmo e palha.

D) Produtos

- Carne de cabrito - Carcaças ou partes de carcaças de animais abatidos com peso igual ou inferior a 10 kg.

- Carne de caprinos jovens - Carcaças ou partes de animais abatidos com peso igual ou superior a 10 kg mas não superior a 20 kg.

- Carne de caprino velha - carcaças ou partes de animais abatidos com peso superior a 20 kg.

E) Nutrição e suplementos alimentares

As cabras devem ser alimentadas com ervas e arbustos naturais e podem ser suplementadas, se necessário, com blocos de sal mineral durante a estação seca.

F) Substâncias proibidas

A utilização de substâncias proibidas, quer administradas diretamente aos animais quer introduzidas nos seus alimentos, deve ser rigorosamente controlada, tendo em conta a legislação em vigor. É igualmente proibida a utilização de alimentos concentrados para animais.

G)) Transporte de animais

Os animais vivos só podem ser transportados em meios de transporte adequados, em conformidade com a legislação em vigor e com as disposições relativas ao bem-estar dos animais.

H) Matadouros

Os animais só podem ser abatidos e mortos em matadouros aprovados pelas autoridades veterinárias e com um número de aprovação de acordo com a legislação em vigor. Neste contexto, o matadouro municipal da cidade de Tete é utilizado prioritariamente devido à sua localização e às condições especiais associadas ao abate, comercialização e distribuição dos produtos.

I) Abate

Os animais tratados com medicamentos não podem ser abatidos

enquanto não for respeitado o intervalo de segurança adequado para a eliminação dos medicamentos prescritos, em conformidade com o relatório do veterinário no registo dos medicamentos.

J) Arrefecimento

As carcaças são arrefecidas lentamente a 0°C - 2°C durante 24 horas, de modo a que a massa muscular interna atinja uma temperatura de 7°C antes de as peças serem embaladas.

K) Maturação

A maturação das carcaças a 1°C - 2°C dura pelo menos 3 dias (7 dias na melhor das hipóteses), desde o abate até à venda ao consumidor.

L) Congelação

As carcaças não podem ser congeladas, mas a congelação rápida de peças corretamente rotuladas, embaladas, picadas e preparadas é autorizada na região de origem.

M) Saúde e higiene

As regras de higiene em vigor devem ser cumpridas de acordo com a legislação aplicável. As carcaças devem ser examinadas por um veterinário ou por um técnico animal habilitado para o efeito.

N) Documentação

O certificado de abate deve incluir as seguintes informações:

- Número da carcaça ;
- Data de abate ;
- Nome ou código do fabricante ;
- Número de identificação do caprino, que consta do cartão de identificação do caprino e corresponde ao número do brinco aposto na

orelha pelo registo zootécnico;

- Classificação da carcaça (em conformidade com as normas em vigor) pelo matadouro e/ou pelo organismo de certificação privado;
- o peso da carcaça; e
- Libertação da carcaça para consumo humano.

O) Desqualificação

As carcaças e os produtos delas derivados não são elegíveis para uma denominação de origem se :

- não correspondem a nenhum dos parâmetros definidos
- sofreram danos durante o abate, a sangria, a evisceração, a refrigeração, o corte e a maturação;
- provém de animais cuja origem ou condições de criação, alimentação, manuseamento, transporte, etc., são desconhecidas.

8. IDENTIFICAÇÃO DO PRODUTO - ROTULAGEM E APRESENTAÇÃO COMERCIAL

8.1. Rotulagem e apresentação

A carne de caprino pode ser vendida comercialmente sob as seguintes formas

(A) Carcaças ou quartos refrigerados, devidamente identificados e certificados.

(B) Peças acondicionadas em embalagens adequadas com a menção "marca" - DOP, refrigeradas ou congeladas pelo processo de ultracongelação, com o logótipo da marca (modelo em anexo), o logótipo comunitário e a certificação da marca.

(C) Preparados - produtos obtidos a partir de pedaços de "marca" picados, enformados, enrolados, cortados em cubos, estriados ou de outra forma enformados, congelados em cubas ou outros equipamentos sob atmosfera controlada, vácuo ou congelação rápida, representando a "marca", no mínimo e normalmente, 95% em peso do produto final. É autorizada a utilização de carne de animais com idade superior a 30 meses, desde que sejam respeitadas todas as outras regras descritas no presente caderno de especificações.
Se estas preparações não forem extremas, os outros ingredientes devem ser expressamente indicados em conformidade com a legislação em vigor, juntamente com a percentagem em peso do "produto de marca".
A rotulagem das preparações deve incluir sempre a menção "marca DOP", bem como a marca de certificação sob a responsabilidade do organismo de certificação em causa e o logótipo da "marca", bem como

o logótipo comunitário.

Para além da rotulagem, as carcaças, os quartos de carcaça, as peças de carcaça, as partes de carcaça e as fatias de carcaça devem ser sempre acompanhadas de uma prova de origem para o transporte e a comercialização do produtor ou da origem, da identificação do animal ou do lote, da identificação do matadouro, da identificação da sala de desmancha e da identificação da sala de preparação.

8.2. Tomadas eléctricas

Os produtos da "marca" são comercializados em pontos de venda que cumprem as disposições legais em vigor e com os quais foram celebrados contratos de comercialização.

No caso das grandes vitrinas, os produtos "de marca" devem ser claramente identificados e separados de todos os outros produtos do mesmo tipo e apresentados em embalagens corretamente rotuladas.

Se os produtos da "marca" estiverem expostos em partes do talho, devem estar em zonas devidamente identificadas e demarcadas.

A venda de produtos "de marca" sob a forma de carcaças ou quartos de carcaça em matadouros isolados só pode ser efectuada se existir um contrato de exclusividade para o fornecimento de carne de caprino. Estes matadouros são também devidamente identificados por referências à "marca".

9. REFERÊNCIAS À ESTRUTURA DE CONTROLO

O controlo e a certificação da "marca" são efectuados pelo TPO designado, que exerce as suas actividades tal como descritas no documento "Controlo e certificação da marca - DOP".

O sistema de controlo em vigor aplica-se a toda a cadeia de produção, sendo cada carcaça, quarto, peça ou embalagem de preparações devidamente identificada pela marca de conformidade correspondente aposta pelo TPO designado.

Esta marca de conformidade deve incluir os seguintes elementos:

a) UCIs designados

b) "Marca registada - DOP

c) Número de série (código numérico ou alfanumérico utilizado para rastrear o produto).

10. ELEMENTOS ESPECÍFICOS DE ROTULAGEM

Qualquer que seja a forma de apresentação comercial, a rotulagem das embalagens ou taças deve respeitar a legislação em vigor, quer se trate da legislação específica relativa aos caprinos, quer da legislação geral relativa aos géneros alimentícios, e deve incluir, nomeadamente, as seguintes informações

- Código de referência do animal
- identificação do local de abate e respetivo número de aprovação
- identificação do centro de desossa e respetivo número de aprovação
- País de origem
- Marca e logótipo
- Descrição do produto : CABEÇA DE CARNE DE CABRA
- Identificação da peça: dianteira, traseira, rim, etc.
- Outras indicações de interesse, como o peso, o preço, etc.

Além disso, o rótulo deve conter sempre a seguinte menção:

- "Marca DOP, marca de certificação, marca de produto e logótipo
- Nome do produto

O rótulo pode também conter outras informações interessantes, como o peso, o preço, etc.

A rotulagem deve permitir não só que os habitantes da área geográfica de produção e os consumidores comuns identifiquem rapidamente o produto, mas também que os outros consumidores o reconheçam como um "produto cuja origem é reconhecida e qualificada".

Por este motivo, o material de embalagem, os invólucros, os folhetos e qualquer outro material promocional são específicos e têm uma conceção gráfica própria. A aprovação de novos modelos ou a alteração de modelos existentes só pode ser feita por decisão da "assembleia geral do grupo gestor", consultando sempre todos os utilizadores da DOP e fixando um prazo razoável para o esgotamento do material disponível.

O nome ou a firma e o endereço do produtor ou da associação gestora não podem, em caso algum, ser substituídos pelo nome de outra empresa, mesmo que esta seja responsável pelo produto ou o distribua.

A denominação de venda - "Marca DOP" - não deve ser completada por outras indicações ou referências, incluindo marcas de distribuidores ou outras.

Os géneros alimentícios para cuja produção é utilizada a "marca" podem ser comercializados, mesmo após transformação, em embalagens com a mesma denominação, sem o logótipo comunitário, desde que a "marca" seja certificada como tal:

- É o único ingrediente de carne de cabra no produto final,
- representa a maior parte, em peso, da categoria "carne" e
- Os utilizadores do produto com este nome protegido estão autorizados pelo Producer Manager Group.

O mesmo grupo é responsável pela inscrição destes utilizadores em registos específicos que, uma vez aprovados, devem ser verificados pela DOP quanto à utilização correcta da denominação protegida na rotulagem e às quantidades utilizadas.

AGRADECIMENTOS

Gostaríamos de agradecer ao Instituto da Propriedade Industrial (IPI) de Moçambique, em particular ao seu antigo Diretor, Dr. Fernando Santos, e à UNCTAD, em particular ao Dr. Stefano Inama, pelo seu apoio a esta iniciativa.

11. REFERÊNCIAS

ATANASIO, A., 2000. Helmintos, protozoários, berbigão e os efeitos dos nemátodos gastrointestinais na produtividade de caprinos em explorações familiares em Moçambique. *Tese de doutoramento,* Medical University of Southern Africa, MEDUNSA, África do Sul.

BESERRA, F. J. ; MONTE, A.L. ; BEZERRA, C.N.M. & NASSU, R.T., 2000. Caracterizacao quimica da carne de cabrito da rapa Moxoto e de cruzas pardo Alpina X Moxoto. *Pesquisa Agropecuaria Brasileira* 35(1), BrasHia.

COSTA, E.R.C. 2014. As Indicapoes Geograficas (IGs) como elementos fortalecedores para a atividade tunstica. *Turismo: Estudos & Praticas (RTEP/UERN), Mossoro/RN* 3(1). Disponívelonlineat http://periodicos.uern.br/index.php/turismo

DEVENDRA, C. & BURNS, M., 1983. Produção de carne. Capítulo 4: *Produção de carne de caprino nos trópicos. 2* ndEdição. Commonwealth Agricultural Bureaux, Surrey, Reino Unido: 55-63.

DEVENDRA, C. & OWEN, J.E., 1983. Quantitativo e qualitativo Aspectos da produção de carne de caprino. *World Animal Review* 47:19-29. Disponível online em https://books.google.com.br/books?isbn=1845938496

DUARTE, T.F., 2005. Qualidade Nutricional e Sensorial da Carne de Caprinos (Parte III). *Revista o Berro 80.* Disponível online em http://www.cabanhainvernada.com.br/mdex.php.

GARRINE, C.M.L.P., KOTZE, A., ELS, H. & GROBLER, J.P., 2010. Caracterização genética das raças autóctones de caprinos Landim e Pafuri de Moçambique. *African Journal of Agricultural Research* 5(22): 3130-3137. Disponívelonlineat http://www. academicjournals.org/AJAR

GLIMP, H.A., 1995. Meat goat production and marketing. *Journal of Animal Science* 73: 291-295.

INIP. Instituto Nacional da Propriedade Industrial. Proteção em Portugal. Disponível online em www. marcasepatentes. pt/index. php?section=699

IPP, (2005). Instituto Português de Patentes. Produtos Tradicionais Portugueses- Denominação de Origem Protegida:Cabrito TransmontanoDOP . disponível em linha em https://tradicional.dgadr.pt/pt/cat/carne/carne-de-caprino/70-cabrito-transmontano-dop

JIBIR, M., JIBRILA, I., GARBA, S., ISA, A.M. & OMOJOL, A.B., 2012. Caracterização da carcaça e da qualidade da carne magra de cabras indígenas na zona semi-árida do noroeste da Nigéria. *International Journal of MeatScience2* (2): 34-39. Disponível online em. http://dx.doi.org/10.3923/ijmeat.2012.34.39

JORGE, A.M., Classificacao de Carcapa de Caprinos. UNESP-Faculdade de Medicina Veterinaria e Zootecnia -FMVZ -Campus de Botucatu . online em http://www.fmvz.unesp.br/andrejorge/Av Tipif Carcaca/AULA-[17]Classif Carc Caprinos.pdf

KIRTON, A.H., 1970: Composição do corpo e da carcaça e qualidade da carne de cabras da Nova Zelândia. *New Zealand Journal of Agriculture Research* 13:167-181. Disponívelonlineat https://books.google.com.br/books?isbn=1845938496

LOUSA, M.F., 1973. Componentes agrostologicos das pastagens espontaneas do Estado Português de Moçambique. *Comunicagoes* 80: 3-325.

MADRUGA, M.S.; ARRUDA, S.G.B. & NASCIMENTO, J.A., 1998. Efeitos da castração e da idade de abate no valor nutricional da carne de caprinos "cruzados". *Meat Science* 52.

MADRUGA, M.S., 1999. Carne Caprina: verdades e mitos a luz da ciencia (ciência). *Revista Nacional da Carne.* Disponível online em http://www.capritec.com.br/art21.htm

MADRUGA, M.S.; ARRUDA, S.G.B.; E. M. ARAUJO, E.M.; L. T. ANDRADE, L.T.; J. C. NASCIMENTO, J.C. & COSTA, R.G., 1999. Efeito da idade de abate no valor nutritivo e sensorial da carne caprina de animais mestiços. Disponível online em http://www.diaadiaeducacao.pr.gov.br/diaadia/diadia/arquivos/File/cont e udo/veiculos de comunicacao/CTA/VOL19N3/VOL19N3 13.PDF

MADRUGA, M.S.; GALVAO, M.S.; COSTA, R.G.; BELTRAO, S.E.S.; SANTOS, N.M.; CARVALHO, F.M. & VIARO, V.D., 2008. Perfil aromatico e qualidade quimica da carne de caprinos Saanen alimentados com diferentes niveis de concentracao. *Revista Brasileira deZootecnia37* (5), disponível online no seguinte endereço www.scielo.br/scielo.php.script=sci arttex&pid=51516-35982008000500023

MYRE, M., 1966. Alguns apontamentos relativos a um reconhecimento preliminar pascicola que foi efectuado no Concelho de Tete. *Junta Provincial de Povoamento - Brigada de estudo das pastagens.*

NORMAN, M., 1985 The potential of goat meat (O potencial da carne de cabra). *Booker Tate Limited,* Oxfordshire, Reino Unido.

PORTAL-Governo da Provincia de Tete. Caracterizapao Geral da Provincia de Tete. Disponível online em http://www.tete.gov.mz/tete

Regulamentodas Denominapoes de Origeme das Indicapoes °Geograficas de Mopambique (Decreto no 21/2009, BR N 22, I Serie). Disponível online em http://www.sislog.com/ipi/IMG/pdf/Regulamento das Denominacoes de Origem e Indicacoes Geograficas .pdf

RODRIGUES, S., 2007. Estudo e caracterizapao da qualidade da carcapa e da carne de cabritos Serranos (Denominapao de Origem Protegida). Vila Real: UTAD. *Tese de doutoramento*. Disponível online em https://repositorio.utad.Pt/bitstream/10348/122/1/phd ssqrodrigues

SMITH, G.C.; CARPENTER, Z.L. & SHELTON, M., 1978. Influência da idade e do nível de qualidade na palatabilidade da carne de cabra. *Journal of Animal Science* 46(5):1229-1235.

TSHABALALA, P.A., STRYDOM, P.E., WEBB, E.C. & de KOCH, H.L., 2003. Meat quality of selected indigenous South African breeds of goat and sheep (Qualidade da carne de raças autóctones seleccionadas de caprinos e ovinos da África do Sul). *Meat Science* 65: 563-570, disponível em linha em http://dx.doi.org/10.1016/S0309-1740(02)00249-8.

USDA, 2010, Serviço de Marketing Agrícola. Norma para a classificação de carcaças e cortes de caprinos. Disponível em linha em http://Goat Standard[1].pdf

VALENTE, M.E.R., PEREZ, R., RAMOS, A.M. & CHAVES, J.B.P., 2012. Indicação geográfica de alimentos e bebidas no Brasil e na União Europeia. *CienciaRural42* (3). disponível online em http://dx.doi.org/10.1590/s0103-84782012000300027

WILKINSON, J.M. & STARK, B.A., 1987 Produção comercial de caprinos. Carne rentável. Capítulo 10, *Professional Books*. Oxford.

ZAPATA, J. F.F., SEABRA, L.M.J., NOGUEIRA,C.M, BEZERRA, L.C. & BESERRA, F.J., 2001. Caractensticas de Carcapa de Pequenos Ruminantes do Nordeste do Brasil. *Ciência Animal* 11(2):79-86. Disponível online em http://www.uece.br/cienciaanimal/dmdocuments/Artigo3.2001.2.pdf

ANEXO I

UM MENU DE UM DOS RESTAURANTES DA CIDADE DE TETE COM UM DOS FAMOSOS PRATOS TÍPICOS DA REGIÃO, PREPARADO COM TRIPAS, PERNIL E MIUDEZAS DE CABRA (NKONGUE)

E-mail: mariosalimo@gmail.com - Contactos: Cell- 82 50 20530 / 82 58 53960
Entradas
Sopa....80,00
Soup
Chamussas(1x4)(Un.30,00)....120,00
Chamussas
Rissois(1x4)(Un.30,00)....120,00
Rissois
Croquetes(1x4)(Un.30,00)....120,00
Croquettes
Trinchado de Carne....130,00
Carved of meats
Trinchado de Queijo c/Azeitonas....130,00
Carved Cheese w/Olive
Dose de batatas....80,00
Dose extra of Chips
Moelas....150,00
Gizzards
Dobrada (Nkongue)....100,00
Dobrada
Figado de Galinha....100,00
Liver of Chicken
Iscas de Vitela....130,00
Baits of Veal
Prego no Pão....100,00
Prego Roll
Hamburguer Simples de Carne....100,00
Simple hamburguer of meats
Espetada de Carne(simples)....100,00
Beef Kebabs
Dose de Arroz Extra....70,00
Extra dose of Rice

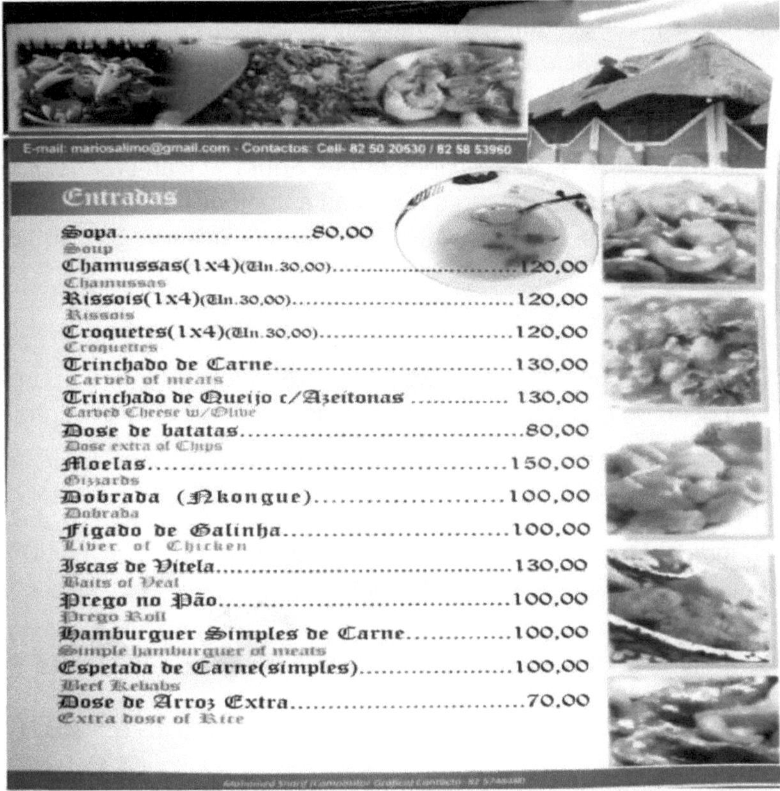

RECEITAS DE GUISADO DE CABRITO E NKONGUE, PRATOS TÍPICOS DE TETE (COM A AMÁVEL COLABORAÇÃO DA SENHORA ALDINA SANTOS, DA PROVÍNCIA DE TETE)

INGREDIENTES DE CARNE DE CABRA VEGETAIS, q.b. :

- Carne de cabra
- 2M de cerveja ou manica
- Alho
- Batata

- Azeite
- Tomates, frescos ou em pasta
- Cenoura
- Pimento amarelo / verde / vermelho
- Folhas de louro
- Sal

o tipo de preparação :

- Tempere a carne no dia anterior com alho, sal e cerveja e deixe marinar.
- Colocar a carne temperada numa frigideira e cozinhar durante pouco tempo.
- Corte as batatas em 3 pedaços (fatias) e coloque-as por cima da carne em camadas.
- Cebolas cortadas em rodelas finas ou picadas
- Conservação de tomates frescos ou de tomates da variedade das herdades
- Colocar as folhas de louro
- Deite o azeite e deixe cozinhar em lume brando, sem mexer.
- Cortar a cenoura em rodelas
- Marinar os pimentos amarelos/verdes/vermelhos
- Assim que o ensopado de cabrito estiver pronto, serve-se com arroz ou papas.

INGREDIENTES NKONGUE, ver acima:

- Fígado de cabra
- Tripas de caprinos
- Penugem/fleece de cabra
- Alho
- Tomates, frescos ou em pasta
- Rajah ou açafrão
- Sal

Nota: a nkongue também pode ser preparada apenas com água e sal.

o tipo de preparação :

- Cortar o fígado em tiras, envolver com as tripas e atar com a tripa.
- Temperar com alho e sal
- Ensopado

- Adicione a cebola e um pouco de tomate fresco ou massa
- Adicionar um pouco de rajá ou açafrão
- Cozinhar em lume brando
- Servido com arroz ou papas de aveia

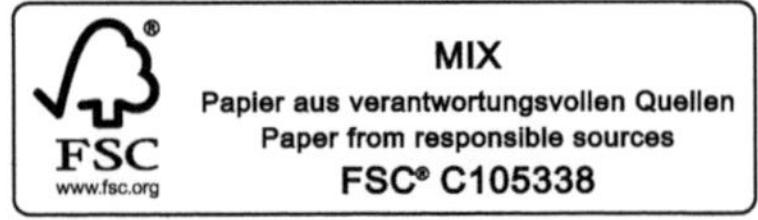

Printed by Books on Demand GmbH, Norderstedt / Germany